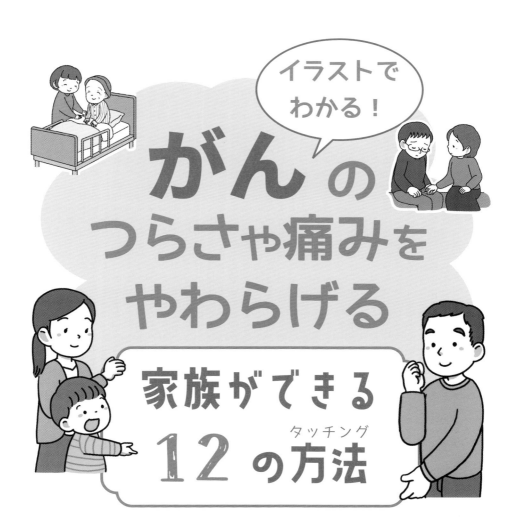

イラストで
わかる！

がんの
つらさや痛みを
やわらげる

家族ができる
12の方法
タッチング

鍼灸師
前川知子 著

大阪国際がんセンター
乳腺・内分泌外科主任部長
中山貴寛 監修

看護師
見谷貴代 監修

はじめに

　がんになった家族のために、何かしたいと思ったことはありませんか。手を握る、背中をさする、今まで当たり前にしていたことが、さわり方を変えるだけで、患者さんの不安や緊張を解きほぐす方法に変わるんです。

　マシュマロ・タッチは、患者さんのための、触覚を使ったリラックス法です。肌には温かさや冷たさ、痛みや心地よさを伝える感覚センサーがあります。たくさんある感覚センサーの中でも、気持ちよさを脳に伝えるＣ触覚線維に働きかけ、脳からリラックスを促します。

　わずか５分でリラックスを促すエビデンスもあり、『タッチングの５原則』を使ったマシュマロ・タッチは、不安やイライラ、抑うつ感を減らすことが実験で検証されています。

　がんの治療の痛みやつらさを抱えているご家族やご友人に、何かしてあげたいと思ったとき、マシュマロ・タッチで触れてあげてください。やさしいタッチがリラックスのひとときを作り、患者さんに寄り添う気持ちを形にしてくれます。

もくじ

4．Q＆A
マシュマロ・タッチで気をつけること

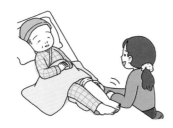

1

がんの治療をサポートする
マシュマロ・タッチ

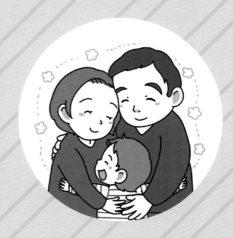

家族の想いから生まれた
マシュマロ・タッチ

　マシュマロ・タッチは、がんの痛みを訴える母親の痛みやつらさをやわらげたいという家族の想いから生まれました。アロマテラピーでもない、リンパドレナージでもない、マッサージでもない、<u>患者さんのためのタッチング技術</u>です。

　マシュマロ・タッチは『タッチングの5原則』（P. 22参照）を使って肌にやさしく触れることで、脳からリラックスを促します。ただ、やさしくさわるのではなく、皮膚にある、脳に気持ちよさを伝えるC触覚線維に働きかけます。

　マシュマロ・タッチでがんは治りませんが、<u>がんの治療で疲れた心と体を休め</u>てくれます。階段の踊り場で一休みするように、がんに伴う痛みやつらさをやわらげてくれます。<u>がんになった大切なご家族にできること</u>、それがマシュマロ・タッチです。

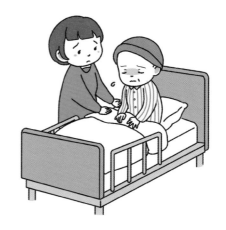

家族が、がんになったとき

　がんと診断されると、通院や入院など治療中心の生活に変わります。治療が始まると、患者さんもご家族も忙しい日々を過ごすことになります。主治医と相談しながら自分に合った治療を探し、仕事の調整をするなどやることがたくさんあります。

　いろいろ決めなければいけないことが増えるのに、頭が真っ白になって、何も考えられなくなることもあります。「なぜ、私が……」とやり場のない怒りや悲しみが押し寄せることもあるでしょう。

　うつうつとした気分や不安が晴れないとき、マシュマロ・タッチをしてみませんか。ひとりで抱えているにはつらい思いを、やさしいタッチがやわらげてくれます。

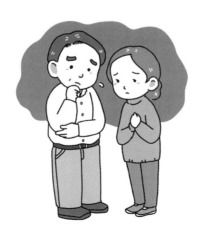

さまざまな痛みを抱えるがん患者

　がん患者さんは、がんだけでなく、それに伴う治療や環境の変化によるさまざまな痛みを抱えています。

　がん患者さんの抱える痛みは、４つのタイプに分かれています。がんやその治療などによる身体的な痛み、不安やイライラ、落ち込むなどの精神的な痛み、仕事や家族関係の変化や経済的な問題などの社会的な痛み、そして「なぜ、私がこんな目に」「生きてる意味なんてあるのか」というスピリチュアルな痛み（実存的苦痛）です。

　これら４つの痛みは、どれか１つだけが現れるのではなく、４つすべてが現れます。この４つの痛みを合わせて全人的な痛み（トータルペイン）と呼ばれています。

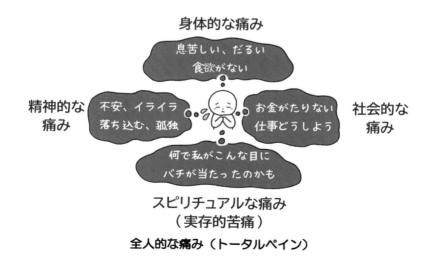

痛みの原因は３種類

　がんの痛みは３つの原因から起こります。１つ目は、「お腹のあたりが痛い」「刺すように痛い」など痛みを感じるセンサーが反応することで起こる痛みです。（侵害受容性疼痛）

　２つ目は、「ジンジンする」「電気が走ったみたいにピリピリする」といった神経が障害されることで起こる痛みです。（神経障害性疼痛）

　３つ目は「不安になる」「イライラする」「落ち込む」など心の状態によって起こる痛みです。（心因性疼痛）

　これらの痛みは原因別に治療されます。痛みの処置は医師が行う領域ですが、３つ目の心の状態によって起こる痛みは、医師や看護師など医療関係者だけでなく、ご家族でもケアできる痛みです。

侵害受容性疼痛
お腹が痛い
胸が苦しい

ジンジン
する
ピリピリ
する

不安
イライラ
落ち込む

神経障害性疼痛　　　　　心因性疼痛

がんによる３種類の痛み

不安で強まる心の痛み

心の状態で変わる心因性の痛み（心の痛み）は不安になると強まり、リラックスするとやわらぎます。触れることは<u>孤独感</u>をやわらげてくれます。ひとりで頑張らなくていいんだ、独りじゃないんだと感じさせてくれます。

触れることは患者さんの心の痛みを軽くし、不安な気持ちや孤独感などの闘病のつらさをやわらげることができるのです。

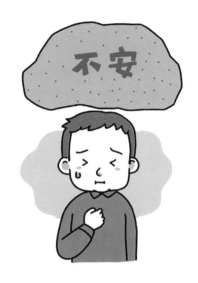

不安は心因性の痛みを強める

 ## 心の痛みやつらさが長引くとき

不安や気分の落ち込みが長引くときは、我慢しないで主治医や看護師に相談しましょう。精神腫瘍医や心療内科医、精神科医、心理士など、がん患者さんやご家族に対応する心のケアの専門家がいます。心のケアの専門家は、心の悩みだけでなく、不眠や人間関係の悩みの相談にも応じてくれます。また、<u>がん相談支援センター</u>（P.33参照）などでも、不安なことや心配なことの相談ができます。

不安をやわらげるマシュマロ・タッチ

　がんの治療を続けていると、ちょっとしたことで不安になったり、うつうつとした気分になるときがあります。そうしたときに、マシュマロ・タッチは不安な気持ちや抑うつ感をやわらげるのに役立ちます。

　マシュマロ・タッチは、マシュマロのようにやわらかなタッチで、不安や抑うつ感をやわらげ、リラックスを促します。その効果は実験で検証されています。

マシュマロ・タッチ実施前後の心理的指標の変化

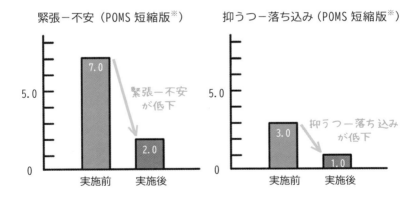

見谷貴代ら，日本看護技術学会誌．125-130(2018)

５分間のマシュマロ・タッチを実施し、前後の生理的・心理的指標を評価した。緊張－不安、抑うつ－落ち込みのどちらの指標も低下し、リラックス度の上昇が確認できた。
※ POMS（Profile of Mood States）短縮版：
　　質問シートに回答し、緊張、抑うつ、疲労など６つの気分を評価する検査。

タッチで、がんの疲労感を軽くする

　がんになると慢性的な疲労感に悩まされることもあります。これは「がん関連疲労」と呼ばれています。体が重だるい、食欲がわかない、ちょっと動いただけで息切れがするなど、やる気も起きなくなってしまいます。

　マッサージなどのリラクゼーションは、がん治療中の疲労感をやわらげてくれます。疲れたときは、やさしいタッチやマッサージを受けてリラックスしましょう。
　その他にヨガや太極拳などのゆっくりした運動もおすすめです。医師の指導を受けながら、できるだけしっかり食事をとって体を動かしましょう。

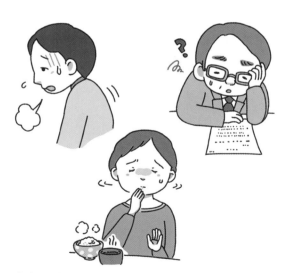

がん関連疲労（息切れ・集中力の低下・食欲不振など）

タッチで幸せホルモンを出そう！

　幸せホルモンは、幸せな気分にしてくれるホルモンです。代表的な幸せホルモンは、オキシトシン、セロトニン、ドーパミンの３つです。

　家族のスキンシップの時間を増やすことで幸せホルモンを増やして、幸せな気分になりましょう。

愛情を感じるオキシトシン

　オキシトシンは出産、授乳でよく知られているホルモンですが、実は愛情や信頼関係にもかかわっています。ストレスを減らし、親子の絆を深めてくれるので愛情ホルモンとも呼ばれています。

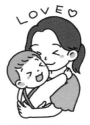

オキシトシン

幸せを感じるセロトニン

　セロトニンは精神を安定させてくれる神経伝達物質です。不足すると不安や抑うつ感が高まり、バランスが取れていると幸せやリラックスを感じます。また、心地よい眠りにもかかわっています。

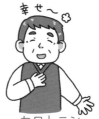

セロトニン

やる気を出してくれるドーパミン

　ドーパミンは楽しい気分や爽快感、やる気を出してくれる神経伝達物質です。新しいことを覚えたりするのにも関係しています。

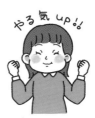

ドーパミン

タッチで自律神経を整えよう

　自律神経は心と体の調子を整えてくれる神経です。昼によく働く交感神経と夜によく働く副交感神経の２つからなり、この２つが規則正しく働くことで、心と体の健康を守ってくれています。

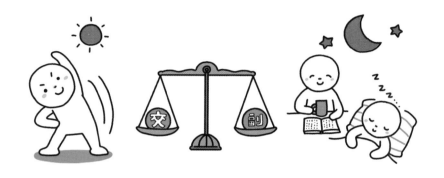

体の調子を整えるには交感神経と副交感神経のバランスが大事

　ストレスがたまると、自律神経のリズムが乱れて、だるい、眠れない、疲れが取れない、イライラしたり、不安になったり、めまいや便秘、冷え、抑うつ感など、心や体に不調が現れます。

　マシュマロ・タッチは、やさしくなでさすることでリラックスを促します。働きすぎている交感神経を鎮めて、リラックスをもたらす副交感神経の働きを取り戻し、自律神経のバランスを整えるのを助けてくれます。

タッチでストレスを減らそう

　がんの治療中の患者さんは、心と体に強いストレスを感じています。慢性的なストレスは自律神経のバランスを崩し、免疫系にも影響を及ぼします。

　一緒に暮らす家族との触れ合いは、対人関係のストレスをやわらげてくれます。やさしくなでさすることや、ハグで幸せホルモンのオキシトシンが増えて、心と体の緊張をやわらげてくれます。また、交感神経の興奮を抑えて、副交感神経の働きを促します。

　家族と触れ合う穏やかな時間は、患者さんのストレスを減らしてくれます。マシュマロ・タッチはがんのストレスを減らして、治療のサポートをしてくれます。

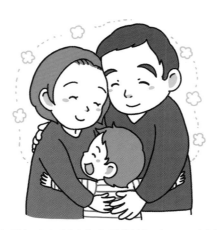

家族と触れ合う穏やかな時間がストレスを減らす

2

感覚センサーに働きかける
マシュマロ・タッチ

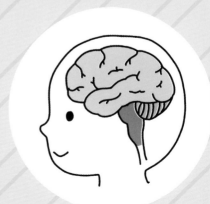

気持ちよさを脳に伝える感覚センサー

　皮膚には感覚を伝える感覚センサー（感覚受容器）があります。人が温かさや冷たさ、痛みやかゆみなどを感じるのは、この皮膚にある感覚センサーが働くからです。

　たくさんある感覚センサーの中で、気持ちいい感覚を伝えてくれるのがＣ触覚線維です。Ｃ触覚線維が働くと脳で気持ちいいと感じます。

　マシュマロ・タッチは、この気持ちよさを脳に伝えるＣ触覚線維に働きかける触れ方なんです。

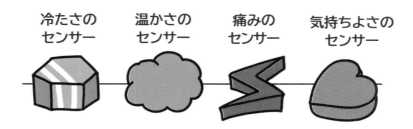

| 冷たさの
センサー | 温かさの
センサー | 痛みの
センサー | 気持ちよさの
センサー |

皮膚にある感覚センサー

皮膚には、さまざまな感覚を伝える感覚センサーがたくさんあります。その中で気持ちよさを伝えているのがＣ触覚線維といわれています。

脳幹に届くマシュマロ・タッチ

　マシュマロ・タッチは、肌で気持ちよさを感じるＣ触覚線維という感覚センサーを反応させます。温かい、気持ちいいといった感覚は、脳の脳幹という場所に届きます。脳幹は、呼吸や心臓、意識などにかかわる脳の中でも最も重要な場所です。

　脳幹に届いた気持ちいいといった感覚は、脳幹から脳全体に広がります。脳の司令塔の視床、自律神経にかかわる視床下部、痛みや情動にかかわる島皮質など、多くの場所に届きます。

　触れることは、脳全体に影響を及ぼします。気持ちいいマシュマロ・タッチで、脳からリラックスを促してあげましょう。

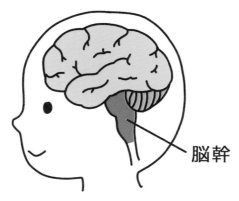

気持ちよさが届く脳幹

21

気持ちいい『タッチングの５原則 PARTS』

　マシュマロ・タッチは、気持ちよさを脳に伝えるＣ触覚線維が効率よく働く５つのコツを使います。それが気持ちいい『タッチングの５原則PARTS（パーツ）』です。

　気持ちいい『タッチングの５原則』は、手の力加減（Pressure）、手の密着度（Attachment）、手を動かす方向（Route）、手の温度（Temperature）、なでる速度（Speed）の５つです。それぞれの英語の頭文字を取ってPARTS（パーツ）と呼んでいます。

　『タッチングの５原則』を使えば誰でも気持ちいいタッチができるようになります。

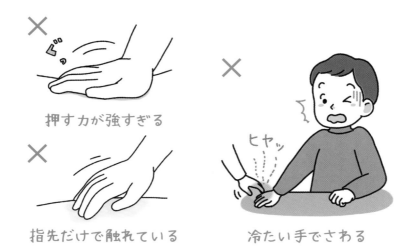

✕ 押す力が強すぎる

✕ 指先だけで触れている

✕ 冷たい手でさわる

悪いタッチングの例

よいタッチングと悪いタッチング

	よい例	悪い例
Pressure 手の力加減	マシュマロを つぶさない強さ	強く押されると しんどい
Attachment 手の密着度	力をぬいて 手のひらを ピッタリつける	指先で触れると くすぐったい
Route 手を動かす方向	気持ちいい向き でなでる	不快に感じる 場所には さわらない
Temperature 手の温度	温かい手で さわる	冷たい手で さわられる とびっくり
Speed なでる速度	ゆっくり なでる	ササっと速く なでると気持ち よくない

力加減に気をつけよう！

マシュマロ・タッチはとても軽い力で行います。力が強いと患者さんの体への負担が増えるからです。がん患者さんは、がんや治療、投薬の関係で骨がもろくなっていることがあります。健康な方には気持ちいいマッサージも、がん患者さんにとってはつらいこともあります。また、強い力で無理に行うと事故につながることもあります。

消費者庁と独立行政法人国民生活センターの『事故情報データバンク』には、マッサージによる事故の情報が寄せられています。内出血や骨折、神経の損傷など深刻な健康被害も報告されています。力加減には十分に気をつけるようにしましょう。

マシュマロ・タッチは力加減が簡単にわかるタッチングのトレーニング機器を開発しています。なでるだけで気持ちいいタッチを判定し、手の力や速さを数値化することで、安全なタッチングの普及を目指しています。

詳細は、P.83 マシュマロ・タッチをもっと詳しく学びたい方へを参照してください。

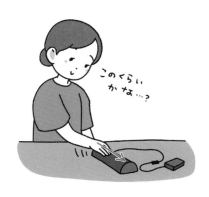

このくらいかな…？

**トレーニング機器を使った
タッチングの練習**

3

こんなときに
マシュマロ・タッチを
使ってみよう！

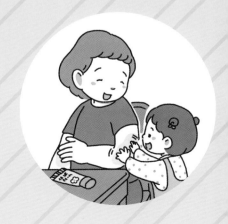

マシュマロ・タッチ とは

touch 0（タッチ ゼロ）

> マシュマロ・タッチは患者さんのためのタッチングです。皮膚にある気持ちよさを感じる感覚センサーを反応させ、不安や緊張をやわらげるリラックス法です。

患者さんのためのタッチング

　マシュマロ・タッチはもともと終末期の患者さんのために作られました。疲れやすい患者さんにも使っていただけるやさしいタッチングです。

　食事に例えるなら、普通のマッサージを「お茶碗のご飯」とすると、スポーツマッサージが「大盛ご飯」、マシュマロ・タッチは「お粥（かゆ）」になります。

　ちょっとだけしか食べられない人にも、楽に食べてもらえるお粥のようなタッチングです。

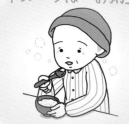

マシュマロ・タッチのイメージは「お粥」

体が弱っているときでもお粥なら食べやすい

マッサージとマシュマロ・タッチのちがい

　一般的にマッサージは筋肉や関節に働きかけて、筋肉の緊張をやわらげ、血行を促進するなどを目的に行います。リハビリやスポーツ、美容など幅広い分野で提供されています。もみほぐす、押す、叩くなど、さまざまな手法があります。

　一方、マシュマロ・タッチは触覚を利用して、リラックスを促します。皮膚にある感覚センサーに働きかけるだけなので、マッサージに比べて刺激が少ないのが特徴です。

　同じ場所にさわっていても、手の力加減や効果がマッサージとマシュマロ・タッチでは違います。それぞれの特徴を理解して、患者さんの状態に合わせて使い分けましょう。

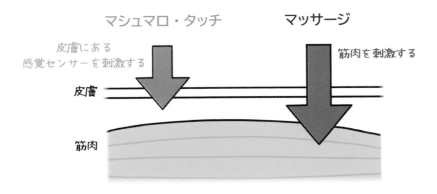

マシュマロ・タッチとマッサージの刺激が届く場所

27

タッチングで気をつけること

*詳細はP.70　マシュマロ・タッチで気をつけることを参照

1　患者さんが嫌がるときはしない

　患者さんの気が乗らないときはしないでください。無理にさわると患者さんのストレスになります。

2　手は清潔に、肌を傷つけない

　患者さんに触れるときは、肌を傷つけないように気をつけます。肌に直接さわるときは清潔な手でさわりましょう。

3　疲れているときは無理にしない

　家族がストレスをためていると、患者さんにも影響します。疲れているとき、やりたくないと思ったときは、無理に患者さんにさわらなくていいのです。マシュマロ・タッチは患者さんとご家族がしたいと思ったときにしましょう。

患者さんもご家族も無理をしないのが、
マシュマロ・タッチです。

タッチングでやってはダメなこと

患者さんが痛みを感じることや、筋肉や関節に負荷がかかるような行為は避けましょう。

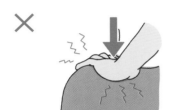

強い力で押す
タッチングは強い力で
行いません。

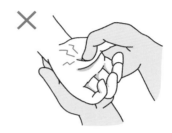

爪を立てる
手のひらや腕に爪が食い込まない
ように気をつけましょう。

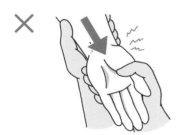

手首をひっぱる
タッチングをする人が患者
さんに近づきましょう。

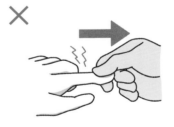

指をひっぱる
マシュマロ・タッチに
ひっぱる動作はありません。

各タッチングについている星印☆☆☆は難易度です。
3段階に分かれています。★1つから始めてみましょう！

touch 1

がんと診断された とき

がんと診断されたとき、「なぜ自分が」と思う患者さんも少なくありません。そうしたときは気持ちを落ち着けるために、やさしく触れてあげましょう。言葉にしなくてもタッチで気持ちを伝えることができます。

1−a
★☆☆

やさしく手を握る

「ひとりではないよ」

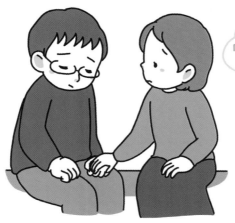

「あなたのそばにいるよ」

言葉にしなくても、
触れるだけで寄り添う
気持ちは伝わる！

1 − b
★☆☆

肩を軽くさする

力を入れすぎて、患者さんの体を強く押さえないように気をつけましょう。

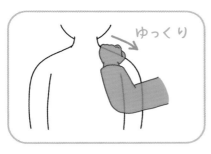
ゆっくり

①首の付け根に手を置きます。

②そのまま肩先に向けて、ゆっくりさすります。

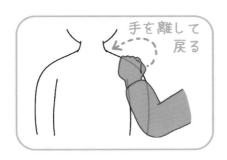
手を離して戻る

③肩先までなでたら、元の位置に戻って2〜3回繰り返します。

肩を上から押さえない！

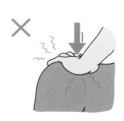
×

背中をさすり、なぐさめる

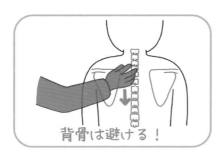

背骨は避ける！

①肩より少し下に手のひらを当てます。

②背中の中ほどまで、ゆっくりなでます。

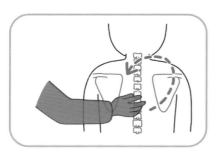

③肩甲骨の下までなでたら、元の位置に戻り2〜3回、繰り返します。

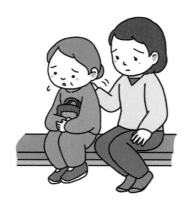

強くこすらずに、手のひら全体を使ってゆっくりさするよ。

補足：

なぐさめるときは、**背中をポンポンと軽く叩く**のも、気持ちを落ち着かせるのに**効果的**です。
このときも**背骨は避けましょう**。
肩甲骨のあたりを叩きます。

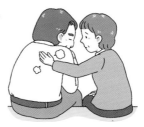

がんと診断されたら

がんになったら、何をしたらいいのか、分からないことが続いて不安になると思います。不安な気持ちをやわらげるのに、まずは、がんについての正しい情報を集めましょう。次のようながんの正しい情報を発信しているWebサイトや相談窓口があります。

・国立がんセンターがん対策情報センター
　「がん情報サービス」
がんについて信頼できる、最新情報を紹介しているWebサイトです。
・がん相談支援センター
全国の「がん診療連携拠点病院」や「小児がん拠点病院」「地域がん診療病院」に設置されています。誰でも無料でがんに関する悩みや不安を相談できる窓口です。患者さんだけでなく、ご家族やご友人も利用できます。

不安ゃ落ち込み
が続くとき

「これから、どうなるのだろう」と不安になったとき、言葉だけでは安心できないこともあります。
そんなときは、そっと手を添えたり、抱きしめてあげましょう。心配している気持ちが相手に伝わります。

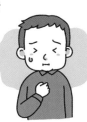

患者さんと向き合う

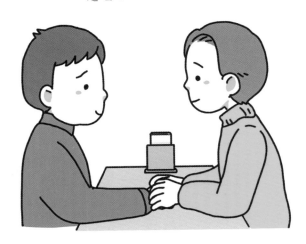

手の温かさが伝わると安心できる

2－a
★☆☆

両手で包み込む

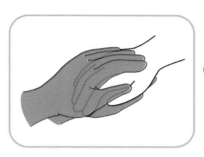

①両手でやさしく手を包みます。

②そのまま、5～6秒、手の温かさを伝えます。

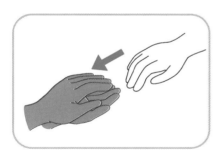

③両手を指先に向けて、
　ゆっくり引き抜きます。

ここではやさしく包む例を説明していますが、
包む強さによって、患者さんの受け取る印象が
変わることがあります。

やさしく包む→「大丈夫だよ」
ぎゅっと包む→「応援してるよ」

手の甲をやさしくなでる

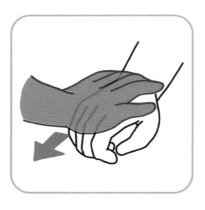

①手の甲に手のひらを軽く密着させます。

②手の温かさを伝えるように、5～6秒、そのまま手を当てます。

③手の甲から手先に向けて抜けるように、2～3回ゆっくりなでます。

温かさを伝えよう！

＊自分で手の甲をなでても、同じ効果があります。

ひとりのときの◆セルフケア◆

クッションを抱きしめる

ひとりでいるときに不安になったら、さわり心地のよい、やわらかいクッションやペットを抱きしめるのも心を落ちつけるのに役立ちます。

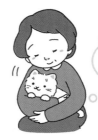

オキシトシン
（幸せホルモン）
がでるよ

2－c
★★☆

背中を抱きしめる

お互いの体の温かさが伝わるように、やさしく包み込むようにハグをします。

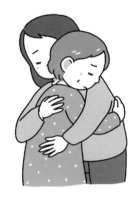

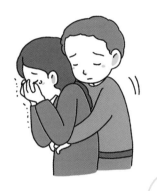

正面からだと恥ずかしい場合は、バックハグ（背中から抱きしめる）でも大丈夫だよ。

不安や落ち込みが長期間続くときは

眠れない、集中力が続かない、緊張が取れない、嫌なことばかり考えてしまうなど、不安や気分の落ち込みが続いて生活に支障がある場合は、主治医や看護師に相談しましょう。

2

不安や落ち込みが続くとき

眠りたいのに眠れない とき

touch **3** タッチ

イライラや不安で眠れないときは、やさしく足をなでて、リラックスを促します。
足が冷えて眠れないときは、足を温めて眠りにいざなうように、やさしくなでてあげましょう。

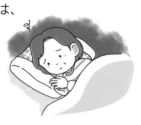

患者さんがベッドで寝ている場合

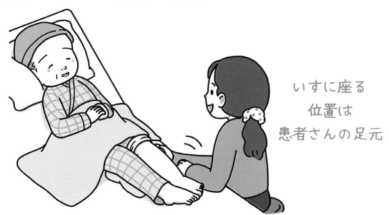

いすに座る
位置は
患者さんの足元

肌を出すのはひざまで

3－a
★★☆

ひざ下をなでる

やさしくなでて、リラックスを促し、眠りに導こう。

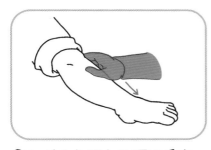

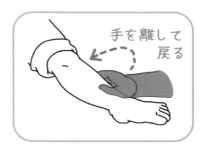

手を離して
戻る

①ひざのお皿より下に手を
　当てます。
②足首まで、やさしくなで
　ます。

③足首まで下りたら、
　ひざ下に戻って2〜3回
　なでます。
　※最後まで手のひらを
　　つける。指先だけに
　　ならないよう注意。

ひざから下に向かって、
一方向になでるのがポイント！

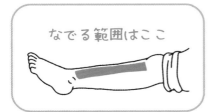

なでる範囲はここ

不快感が出るので、
ひざや向こう脛の骨は
押さえない！

足裏のマッサージ

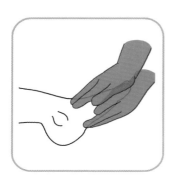

①両手で足先を温めます。

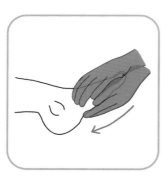

②足裏全体を縦になでます。

＊空いてる手で患者さんの足の甲を
　支えます。

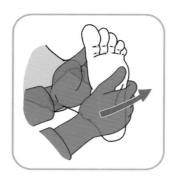

③足裏のアーチを横からなでます。

＊②と同様に患者さんの足の甲を
　支えます。

Not ツボ押し！
痛みを感じるような強い力
で行わない

＊痛みを感じると交感神経が興奮してしまうよ。

ひとりのときの◆セルフケア◆
抱き枕を使ってみる

ひとりのときは、抱き枕がおすすめ
です。抱き枕を抱くことで体が安定
し、緊張をやわらげてくれます。

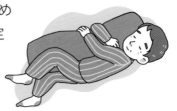

眠れない状態が続くときは

不眠はうつ病の前に出てくる症状の1つといわれています。ま
た足がむずむずして眠れないレストレスレッグス症候群（む
ずむず脚症候群）が化学療法中のがん患者さんに現れること
もあります。眠れない状態が続くときは主治医や看護師に相
談しましょう。

吐き気がするとき

抗がん剤など、がんの治療で気分が悪くなったり、吐き気がすることもあります。そんなときは、背中をさすってあげましょう。吐き気が少し楽になります。吐いた後は、疲れた体を労わるようにやさしくなでます。

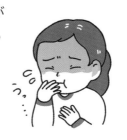

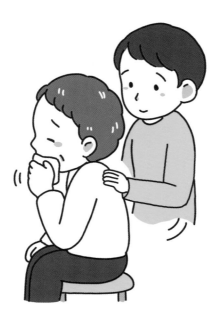

患者さんの
横〜斜め後ろ
に立つ

4 − a
★★☆

吐き気があるときは 背骨のあたりをさする

さする強さは、マシュマロ・タッチより少し強めに。

注意！骨転移のある患者さんには行わないでください。

①肩の下に手を当てます。

②背骨のあたりを上下に さすります。

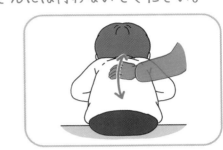

手のひらが背骨の上

色のついたところを、 上下にさする。

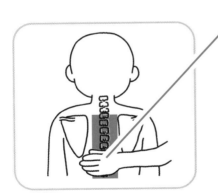

力を入れすぎない！

横から見ると

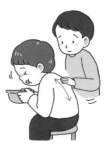

吐いた後は背骨を避けてなでる

吐いて疲れた体を労わるように、
マシュマロ・タッチでなでてあげましょう。

①肩の下に手を当てます。

②肩甲骨のあたりを上から下
　になでます。

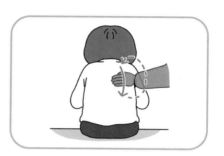

手のひらが肩甲骨の上

**背骨をよける！
肩甲骨のあたりをなでる**

横から見ると

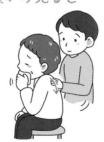

上から下になでる → OK
下から上は、刺激が強すぎ→ NG

吐き気をやわらげるために家族ができること

・食べやすく、消化の良い食事を用意する

・衣服をゆるめてあげる

・気分が悪くなる臭いや光などを遠ざける

吐いた後は、水で口をゆすいだり、歯磨きをしたり、氷を口に入れるとスッキリするよ。

吐き気が止まらないときは

吐き気がしたら我慢しないで主治医に相談しましょう。吐き気はさまざまな原因で起こります。吐き気がしたときは、どんなときに気分が悪くなったのか、どんな症状だったのか、どのくらい続いたのかを伝えましょう。メモしておくと医師や看護師に伝えるときに役立ちます。

ぐったり疲れて
いるとき

がんになると疲労を感じやすくなります。体力や筋肉量が減るだけでなく、がんにエネルギーを取られて、慣れない治療で心も体も疲れます。これは、「がん関連疲労」と呼ばれています。（P.14参照）

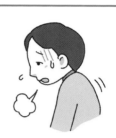

疲れていると、人にさわられるのが
嫌なときもあるよ。
そういうときは無理にさわらず、
患者さんの気持ちに寄り添おう。

5ーa
★★★

ハンドタッチ

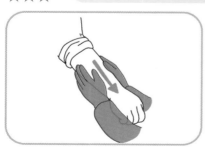

①肘から手首に向かって、両手で2〜3回、ゆっくりなでます。

往復しない！
一方向になでる

＊ベビーオイルやクリームを使うとなでやすくなります。

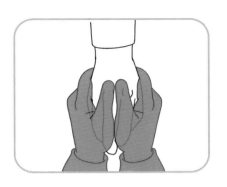

②手の甲を両手で持ちます。

③手の甲の真ん中で親指を そろえます。

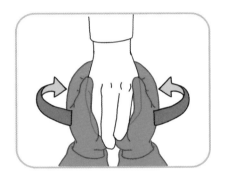

④手首を返しながら、親指 全体で3〜4回、手の甲 をなでます。

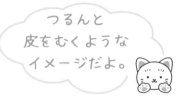

つるんと 皮をむくような イメージだよ。

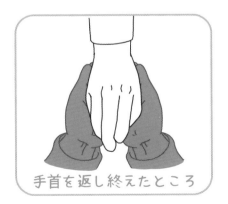

手首を返し終えたところ

車のワイパーのように 親指だけ動かすのはNG

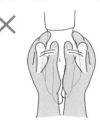

×

次のページに続きます

前のページからの続きです

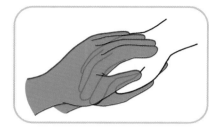

⑤両手で手をサンドイッチします。

⑥そのまま5〜6秒、手の温かさを伝えます。

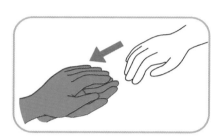

⑦ゆっくり両手を引き抜きます。

やさしく
なでさするのがコツ！

がん疲労には食事も大切

食事の工夫も1つの方法です。

・患者さんが食べやすい食事を出してあげよう。

・食事の回数を増やしたり、おやつを取り入れる
　などで工夫しよう。

どんな食事がよいかは医師や看護師に相談しましょう。

5－b
★★☆

軽いストレッチや散歩

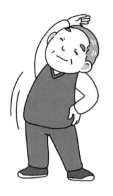

　がんの疲労感の軽減に運動は効果的といわれています。運動は不安や抑うつ症状も軽くしてくれます。軽い運動から始めて、ウォーキングやストレッチ、ヨガなど、患者さんがしたいと思う運動を家族も一緒に楽しみましょう。

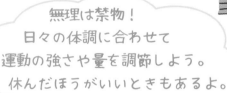

無理は禁物！
日々の体調に合わせて
運動の強さや量を調節しよう。
休んだほうがいいときもあるよ。

運動をするときの注意点は

運動を始める前に、自分にあった運動を主治医に相談しましょう。患者さんの年齢、疾病、身体能力によって適切な運動があります。運動で痛みが出たり、腫れたり、めまい、ふらつきがある場合は、すぐに医師に相談しましょう。

5

ぐったり疲れているとき

49

タッチ
touch
6

イライラが止まらない
とき

イライラが止まらないときは、イライラが収まるまで少し間を空けましょう。落ち着いてきたら深呼吸で心や体の緊張を解きほぐします。イライラしているときに無理に触れると逆効果になります。

イライラしているときは，無理に触れない！

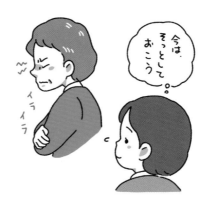

深呼吸は、血圧を下げ、ストレスや不安を減らす効果があります。どこでも手軽にできるので、患者さんだけでなくご家族もイライラしたら深呼吸しましょう！

落ち着いたら「マシュマロ・タッチする？」と聞いて、患者さんが望む場所にマシュマロ・タッチをしてあげましょう。

6－a
★★☆

深呼吸でリラックス

深呼吸は体の力を抜いてリラックスして行うのがコツです。

①服をゆるめて、目を閉じ、楽な姿勢を取ります。
＊体を締めつけているもの（ベルトなど）をゆるめます。

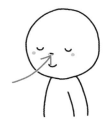

②鼻から5秒、
　息を吸います。

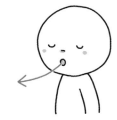

③口から5秒、
　ゆっくり息を吐きます。

④　②〜③を10回ほど繰り返し、イライラ
　した気持ちを落ち着かせます。
　回数は目安です。

5秒がつらいときは短くても大丈夫だよ。
慣れてきたら吐くのを長くしていこう。

51

肩や首が凝って いるとき

肩や首が凝っているときは、いきなりもむのではなく、凝っているところを手のひらで温めてから、やさしくもんであげましょう。ストレッチもおすすめです。

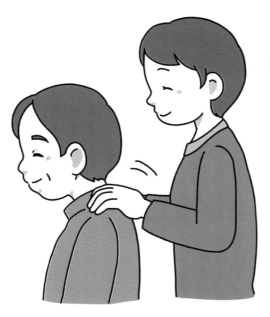

患者さんの
後ろに立つ

もむ力は痛気持ちいいの一歩手前くらいを目安に！
　　　　痛　キ　モ

7－a
★★★

肩のマッサージ

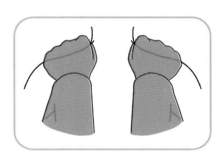

①凝っている場所に手のひら
　を当てて温めます。

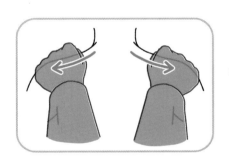

②首から肩先に向けて、
　4〜5回なでさすります。

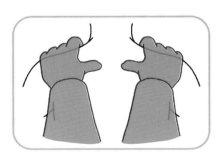

③凝っている場所に手を当て
　て、軽くもみます。

次のページに続きます

前のページからの続きです

④もんだ刺激を打ち消すように、
　首の付け根〜肩先〜上腕の半ばまでを
　4〜5回ゆっくり、なでさすります。

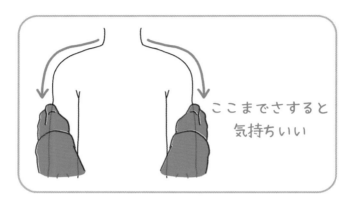

ここまでさすると
気持ちいい

リラックスを目的としたマッサージは、
痛みを感じるような強い力では行わない。

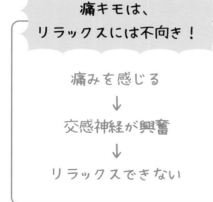

痛キモは、
リラックスには不向き！

痛みを感じる
↓
交感神経が興奮
↓
リラックスできない

＊交感神経については
P.16 タッチで自律神経を
整えようを参照

54

7－b
★★☆

ゆっくり伸ばすストレッチ

ストレッチは少しずつ伸ばそう。一気に関節を動かさない！
息は止めずに、気持ちいい範囲で伸ばす。

注意！骨転移のある患者さんは、主治医に確認してから行う。

①首をいろんな角度に傾けて、凝っている場所を探します。

②凝っている場所の反対側に、
　ゆっくり首を傾けます。

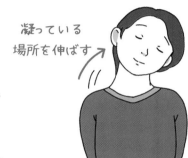

凝っている
場所を伸ばす

③20〜30秒間、そのまま凝った
　場所を伸ばし続けます。

④ゆっくり首をもとに戻します。

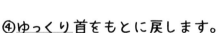

痛いのはダメ！
痛みやしびれが出たらすぐに中止！

ストレッチをするときの注意点

ストレッチをするときは、最初はゆっくり始めましょう。
ストレッチの途中や終わった後に、痛みやしびれが出たら、
すぐに中止してください。痛みが長く続いたり、しびれが出
た場合は、主治医に相談しましょう。

7

肩や首が凝っているとき

むくみがあるとき

リンパ浮腫がある皮膚は傷つき
やすくなっています。マシュ
マロ・タッチにリンパを流す
効果はありませんが、傷つき
やすくなった皮膚のケアに
活用できます。

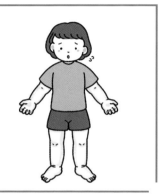

マシュマロ・タッチをスキンケアに活用しよう

スキンケアの前のチェック

1 　爪は短く切っておく

爪の下には細菌がたくさんいます。爪を短くすることで、
細菌を洗い落としやすくなります。洗いやすいように爪は短
く切っておきましょう。

2　保湿剤を用意する

　処方された保湿剤を使います。市販のクリームや乳液を使う場合は無香料、低刺激のものを選びましょう。

3　指輪は外す

　肌を傷つける可能性のある指輪は外しておきましょう。また、つけっぱなしの指輪の下には細菌が繁殖していることもあります。患者さんへの感染リスクを考えて、外せる指輪は外しておきます。

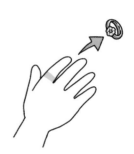

8

むくみがあるとき

4　手洗いとアルコール消毒をする

　感染リスクを考えて、さわる前には必ず手を洗いましょう。

5　患者さんの肌に傷や赤みがないか　チェックしよう

　患者さんの肌に傷や赤くなっている、熱く感じる、痛みがある場所を見つけたら、主治医に連絡しましょう。

8－a

★☆☆

マシュマロ・タッチのスキンケア

むくみの場所に、<u>低刺激</u>のクリームや<u>乳液</u>などの
保湿剤を<u>やさしく塗って</u>あげましょう。

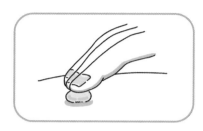

①清潔な手にクリームを
　取って、患者さんの肌に
　少しのせます。

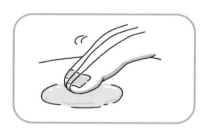

②指の腹を使って、クリーム
　をやさしく伸ばします。

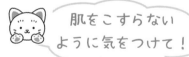

肌をこすらない
ように気をつけて！

③<u>塗り残しがないように</u>
　全体に塗りましょう。

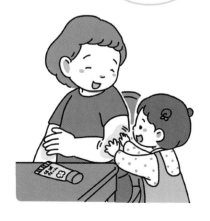

スキンケアの後のチェック

1　肌を傷つけていないかチェック

リンパ浮腫は小さな傷でも感染しやすくなっています。肌を傷つけていないか確認しましょう。

2　手についた浸出液は洗い落とそう

むくみが強くなると、肌から浸出液が出ることもあります。血液や浸出液には細菌やウイルスが含まれています。浸出液がある場所を清潔にしてあげましょう。終わった後は、手をしっかり洗いましょう。

 浮腫（むくみ）の兆候

・いつもつけている指輪や腕時計がきつくなる
・腕や脚が重だるい、太くなった気がする
・関節が動かしにくい、など

いつもと違う症状やむくみが現れたら、医師や看護師に相談しましょう。また、リンパ浮腫のセルフケアの方法を教えてもらいましょう。その他に体を締めつけない洋服を用意してあげるなど、患者さんが楽に過ごせるようにしてあげてください。

touch 9

手足が冷たいとき

手足が冷えてつらいときは、冷えている
場所に手を当てて温めてあげましょう。
「手浴」や「足浴」もおすすめです。
お湯を扱うときはやけどをしない
ように気をつけましょう。

9−a
★☆☆

手のひらで温める

手のひらの温かさを伝えるイメージで！

ここでは足の温め方を紹介します。

手を温めるときは、touch 2−a（p.35）を参照

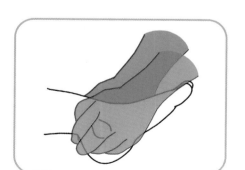

①くるぶしを手のひらで
包んで温めます。

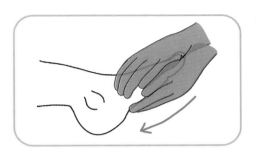

②足の甲〜指先を両手で
　包み込んで、5〜6秒
　温めます。

③ゆっくり両手を引き抜き
　ます。

9−b
★★☆

手浴・足浴で温める

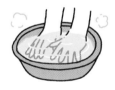
お湯の高さは、手首
（足首）より上！
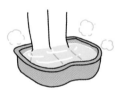

①洗面器（バケツ）に40度くらいのお湯を用意する。

②お湯に手（足）を浸ける。

③温まったら、
　手（足）をお湯から出す。

④タオルで水分をふき取る。

40度は、温かさを感じる
センサーがよく働いて、
温かさを感じやすい
温度なんだよ。

お湯の中で温まった手や足をやさしく
もんであげるのもよいでしょう。

痛みがあってつらいとき

touch
10
タ ッ チ

> 痛い場所をさわってほしいと頼まれたときは、やさしく包み込むように手のひらを当ててあげましょう。
> がんのある場所は、マッサージの禁忌になっています。もみほぐしたり、強く押すなどの行為は絶対に避けてください。

　痛みにはその原因や症状にあった適切な治療法があります。このくらい我慢すればと思わないで、痛みを感じたら主治医に相談しましょう。

　日常生活でご家族ができることは、患者さんの体を温める、衣服をゆるめて楽な姿勢をとらせる、気分転換に一緒に散歩するなどです。患者さんが楽な状態になるよう寄り添ってあげましょう。

　痛みを抱える患者さんに寄り添う方法の1つに、マシュマロ・タッチがあります。マシュマロ・タッチは、お薬のように痛みを止める効果はありませんが、痛みに伴う不安やつらさをやわらげてくれます。

＊不安と痛みの関係は、以下のページを参照。
　P.11　痛みの原因は3種類、　P.12　不安で強まる心の痛み、
　P.13　不安をやわらげるマシュマロ・タッチ

10 － a
★☆☆

痛い場所を温める

手のひらをやさしく当てます。

強く押し当てると
温かさが伝わりにくくなるので、
注意！

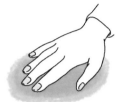

「温かいね」と言ってもらえる
軽さでさわろう。

がんのある場所は、マッサージの禁忌！
もみほぐし ×

痛みは我慢しないで相談しよう！

痛みが続くときは、我慢しないで主治医に相談しましょう。痛みはがんだけでなく、薬や治療などでも起こります。痛みを抑える治療法もあるので、痛みを感じたときには、「どんな痛みが、どんなときに、どれだけ続くのか」など、痛みの症状をメモしておきましょう。

手足がしびれる
とき

がんや、がんの治療や薬によって、しびれが出ることも
あります。しびれは途切れることなく
続くこともあり、手足がジンジンして
眠れない、服のボタンが留められな
いなど、さまざまな場面で生活に支
障が出るようになります。しびれて
いるときは温めてみましょう。

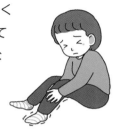

11 ― a
★☆☆

手を当てて温める

冷たい手でさわると不快感が出やすいので、
温めた手で行おう。

①しびれのあるところに手を当てて、温める。
②やさしくなでさする。

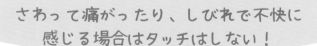

さわって痛がったり、しびれで不快に
感じる場合はタッチはしない！

11 － b
★★☆

手浴・足浴で温める

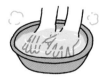 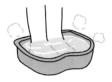

手足を動かしたり、手浴や足浴をすることで
<u>血行が良く</u>なって、しびれがやわらぐことがあります。

＊手浴・足浴の方法は touch 9 － b（P.61）を参照

お風呂にゆったり
浸かって体を温める
のもいいよ。

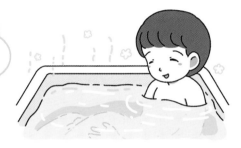

11　手足がしびれるとき

しびれが出たときは

ジンジンする、チリチリ痛い、感覚が鈍くなった、手足に力が入らない、動きにくいなど、いつもと違う症状が出たら主治医や看護師に相談しましょう。しびれの原因はがんだけではありません。さまざまな原因で起こります。どんなしびれなのか、どんなときに起こるのかをメモしておくと、医師や看護師に伝えるときに役立ちます。

65

終末期のがん
患者さんにしたいとき

終末期のがん患者さんは、心も体もギリギリの状態にあります。健康な方が受けるマッサージだと、強すぎて体が疲れてしまいます。そんなときこそ、マッサージよりやさしいマシュマロ・タッチの出番です。

　インフルエンザにかかって、体がだるくて、熱があるときにマッサージを受けたいと思わないように、終末期の患者さんにはマッサージよりやさしい、マシュマロ・タッチが向いています。

　意識がない状態の患者さんにも、マシュマロ・タッチで触れてあげてください。温かい手でなでさすった感覚は、意識がなくても患者さんの脳に届いています。

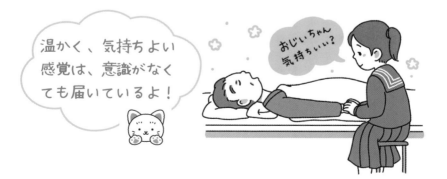

温かく、気持ちよい感覚は、意識がなくても届いているよ！

おじいちゃん気持ちいい？

終末期の患者さんへのタッチング

　終末期のがん患者さんは、ベッドから動けない方もおられます。痛み止めや点滴、尿道カテーテルなど、患者さんの体につながっているものには、さわらないように気をつけてください。

　また、強い力で触れると、体に負担をかけてしまうこともあります。患者さんにタッチするときは、赤ちゃんにさわるときのように、やさしいタッチで触れましょう。

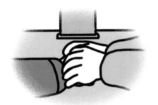

手を握る
P. 30 1-a

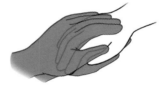

両手で包み込む
P. 35 2-a

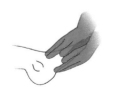

手のひらで温める
P. 60 9-a

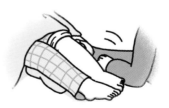

ひざ下をなでる
P. 39 3-a

終末期の患者さんにできるタッチングの例

家族は「第二の患者さん」

　家族ががんになると、患者さんだけでなくご家族も強いストレスにさらされます。病院のつき添いや治療のサポート、病気が治るのだろうかという不安や経済的な心配など、患者さんと同じくらい強いストレスを感じます。

　患者さんのご家族は、「私がしっかりしなくちゃならない」と思って、弱音を吐きたくても吐けない状態にもなっています。気を張って、頑張りすぎることで、ご家族も心や体が消耗してしまうのです。

　マシュマロ・タッチは患者さんだけでなく、ご家族もリラックスするタッチングです。患者さんとご家族の両方に使っていただけます。お互いに触れ合うことで、肌の温かさが伝わり、リラックスします。ちょっとした触れ合いが、穏やかな気持ちにしてくれます。

　大切なご家族になにもできないと思ったとき、マシュマロ・タッチをしてみてください。温かくて、やさしいタッチが患者さんを大切に想う気持ちを、言葉を超えて伝えてくれます。

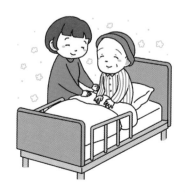

4

Q&A
マシュマロ・タッチで
気をつけること

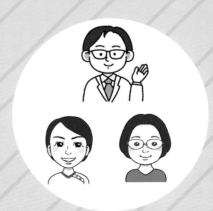

マシュマロ・タッチで気をつけること

　マシュマロ・タッチは、気持ちいい『タッチングの5原則』を守って行ってください。5原則から外れるとマシュマロ・タッチにはなりません。例えば、マシュマロをつぶしてしまうような強い力でした場合、皮膚より下の筋肉に大きな刺激が入るのでマッサージになってしまいます。マッサージはマシュマロ・タッチとは、効果がまったく違う技術です。力加減には特に気をつけましょう。

　患者さんが嫌がるときだけでなく、気乗りしないときもマシュマロ・タッチをしないでください。患者さんがしてほしいと思ったときにしてあげてください。

基本的な注意事項

患者さんがタッチを嫌がるときはしない

患者さんが楽な姿勢で受けてもらう

患者さんに触れるときは手を洗う

強い力で行わない

手のひらをしっかりつける

冷たい手で行わない

ゆっくりなでる

点滴やバルーンカテーテルなど患者さんの体に
つながっているものにはさわらない

マシュマロ・タッチをしてはダメなとき

深部静脈血栓症（DVT）がある場合

静脈炎がある場合

患者さんがタッチを嫌がるとき、気乗りしないとき

触れてはいけないところ

がんがある場所

最近、手術した場所

放射線治療で皮膚症状（赤くなる、ヒリヒリするなど）がある場所

骨折・関節炎などがある場所

傷や褥瘡（じょくそう）、やけど、湿疹（しっしん）などがある場所

腫れ、かゆみがある場所

上記以外でも触れると痛い場所

 ## タッチングをしても改善しないとき

不調が長引くときは、病院に相談しよう。

・どんな症状が

・いつから、どんなときに起こるのか

・日常生活への影響など

メモしておくと医師や看護師に伝えるときに役立ちます。

Q & A

Q1. アロマテラピーとなにが違うんですか

A1. アロマテラピーは香りを使って嗅覚を刺激します。マシュマロ・タッチは肌に触れて触覚を刺激する技術です。脳へ刺激が届く経路が違います。

Q2. マッサージとなにが違うんですか

A2. マッサージは皮膚の下にある筋肉など体の深い場所にアプローチします。マシュマロ・タッチは皮膚にある感覚センサーを反応させます。肌に触れるだけなので、マッサージのような強い力はいりません。

※マッサージは法律（あん摩マツサージ指圧師、はり師、きゅう師等に関する法律）によって、有資格者のみが行える行為です。家族など親しい方にするには問題ありませんが、不特定多数の人に何度も継続的に行った場合、法的な責任を問われる場合もあります。

Q3. リンパドレナージとなにが違うんですか

A3. リンパドレナージは、リンパ浮腫の患者さんに対してリンパの流れを促します。マシュマロ・タッチは気持ちよさを感じる感覚センサーを使って、不安や抑うつ感をやわらげます。リンパドレナージとは目的と効果が違います。

Q４．マシュマロ・タッチでがんは治りますか

Ａ４．マシュマロ・タッチでがんは治りませんが、がんのつらさをやわらげてくれます。やさしく触れることで不安や抑うつ感を減らし、リラックスを促してくれます。

Q５．高齢者にも使えますか

Ａ５．はい、使えます。マシュマロ・タッチは高齢者や認知症の方にも使っていただけます。

Q６．子どもにも使えますか

Ａ６．お子さんにする場合は、力加減に気をつけて、大人より軽いタッチでしてください。また、嫌がる場合は無理にしないでください。

Q７．毎日した方がいいですか

Ａ７．患者さんが希望する場合は、毎日してあげてください。ただし、短時間に何度も続けて同じ場所に行うと肌に負担がかかるので気をつけてください。

Q８．力加減がよく分かりません

Ａ８．マシュマロを両手に挟んで、つぶれないくらいの力で行います。手の力加減を知りたい方のためにマシュマロ・タッチではタッチング・トレーニング機器もあります。詳しくはマシュマロ・タッチのホームページをご覧ください。（P.83 参照）

Q9． 手が冷たいときはどうしたらいいですか

A9． 冬など手が冷えているときは、お湯につけたり、カイロなどで手を温めてからタッチするのをおすすめします。

Q10． ガサガサに荒れている手でしても大丈夫でしょうか

A10． 手が荒れているときは、クリームやベビーオイルなどを使ってください。クリームやオイルを使った方がなでやすくなります。

Q11． 忙しくてタッチをする余裕がありません

A11． 気持ちに余裕がないときは、自分にセルフタッチをするのをおすすめします。リラックスして余裕ができたら患者さんにタッチしてあげてください。

Q12． 正しくできているか自信がありません

A12． P.23の表、よいタッチングを参考にしてタッチしてあげてください。心地よいタッチは、温かい手でゆっくりなでるのがコツです。

あとがき

　マシュマロ・タッチの本を手に取っていただきありがとうございます。この本は、がん患者さんとそのご家族が、お互いに心地よい時間を過ごせるタッチングの本です。

　マシュマロ・タッチは、私が母にしてあげたかった技術です。母は、がんが見つかったときにはステージⅣ、余命１年を宣告されました。がんの痛みや不安を訴える母に、家族の私ができたことは「なでさする」ことでした。

　母は最期の頃には、腹水がたまって、胸水もたまり、ひとりでは寝返りもできなくなっていました。そんな母をなでさすると、眉間のシワがほんの少しゆるんで、ふっと息を吐いてくれたのです。その母の介護の経験をもとに、終末期の患者さんでもお体に負担なく受けていただけるマシュマロ・タッチを開発しました。

　手術や投薬など、がん治療にはつらいことがたくさんあります。第二の患者と呼ばれるがん患者さんを支えるご家族も、患者さんと同じくらいつらい思いを抱えています。

　がんの痛みやつらさを訴えるご家族に、何かできないかと思ったとき、この本を手に取っていただければ幸いです。

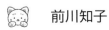 前川知子

参考文献

本書全体を通して特に参考にした図書、Webサイト

清水研，里見絵理子，若尾文彦 監修．国立がん研究センターのこころと苦痛の本．小学館クリエイティブ，2018.

国立研究開発法人国立がん研究センター．"がん情報サービス"．2021.
https://ganjoho.jp/public/index.html ,

American Cancer Society. "American Cancer Society". 2024.
https://www.cancer.org/ .

上記以外の参考文献

1．がんの治療をサポートするマシュマロ・タッチ

Webサイト

厚生労働省健康局 がん・疾病対策課．"第1回がんの緩和ケアに係る部会資料 3−1『診断時からの緩和ケア』について"．厚生労働省．令和3年7月2日．
https://www.mhlw.go.jp/content/10901000/000800331.pdf .

図書

特定非営利活動法人 日本緩和医療学会ガイドライン統括委員会編．がん疼痛の薬物療法に関するガイドライン2020年版．医学書院，2020.

林章敏 編著．がん看護セレクション がん疼痛マネジメント．学研メディカル秀潤社，2012.

林ゑり子 編著．緩和ケアはじめの一歩．照林社，2018.

J. E. Hall. ガイトン生理学 第13版．エルゼビア・ジャパン株式会社，2018.

雑誌論文

見谷貴代，小宮菜摘，築田誠．et al. 短時間のハンドマッサージによる生理的・心理的効果の検証−実施時間の差異によるランダム化比較試験．日本看護技術学会誌．2018, Vol. 17, pp 125-130.

B, Francesco.; Tagliaferro.; C, Canterini, S. et al. Positive Touch Deprivation during the COVID-19 Pandemic: Effects on Anxiety, Stress, and Depression among Italian General Population. Brain Sci. 2023, 13(4):540.

Berke JD. What does dopamine mean? . Nat Neurosci. 2018, 21(6):787-793.

Carhart-Harris RL.; Nutt, DJ. Serotonin and brain function: a tale of two receptors. J Psychopharmacol. 2017, 31(9): 1091-1120.

Carter, CS.; Kenkel, WM.; MacLean, EL. et al. Is Oxytocin "Nature's Medicine"?. Pharmacol Rev. 2020, 72(4): 829-861.

Cohen, S.; Janicki-Deverts, D.; Turner, RB. et al. Does hugging provide stress-buffering social support? A study of susceptibility to upper respiratory infection and illness. Psychol Sci. 2015, 26(2): 135-147.

Collinge, W.; MacDonald, G.; Walton, T. Massage in supportive cancer care. Seminars in Oncology Nursing. 2012, 28(1):45-54.

Deng G. Integrative Medicine Therapies for Pain Management in Cancer Patients. Cancer J. 2019, 25(5), 343-348.

Field, T.; Hernandez-Reif, M.; Diego, M. et al. Cortisol decreases and serotonin and dopamine increase following massage therapy. Int J Neurosci. 2005, 115(10):1397-413.

Gordon, I.; Zagoory-Sharon, O.; Leckman, JF. et al. Oxytocin, cortisol, and triadic family interactions. Physiol Behav. 2010, 101(5):679-84.

Hernandez-Reif, M.; Field, T.; Ironson, G. et al. Natural killer cells and lymphocytes increase in women with breast cancer following massage therapy. Int J Neurosci. 2005, 115(4):495-510.

Hernandez-Reif, M.; Ironson, G.; Field, T. et al. Breast cancer patients have improved immune and neuroendocrinefunctions following massage therapy. J Psychosom Res. 2004, 57(1):45-52.

Hilfiker, R.; Meichtry, A.; Eicher, M. et al. Exercise and other non-pharmaceutical interventions for cancer-related fatigue in patients during or after cancer treatment: a systematic review incorporating an indirect-comparisons meta-analysis. Br J Sports Med. 2018, 52(10): 651-658.

Holt-Lunstad, J.; Birmingham,WA.; Light, KC. Influence of a "Warm Touch" Support Enhancement Intervention Among Married Couples on Ambulatory Blood Pressure, Oxytocin, Alpha Amylase, and Cortisol. Psychosom Med. 2008, 70(9):976-85.

Miyamoto, H.; Nakamaru-Ogiso, E.; Hamada, K. et al. Serotonergic integration of circadian clock and ultradian sleep-wake cycles. J Neurosci. 2012, 32(42):14794-803.

Morhenn, V.; Beavin, LE.; Zak, JP. Massage Increases Oxytocin and Reduces Adrenocorticotropin Hormone in Humans. Altern Ther Health Med. 2012, 18(6):11-8.

Rapaport, MH.; Schettler, P.; Breese, C. A preliminary study of the effects of a single session of Swedish massage on hypothalamic-pituitary-adrenal and immune function in normal individuals. J Altern Complement Med. 2010,16(10):1079-88.

Rosenberg, M.; Luetke, M.; Hensel, D. et al. Depression and loneliness during April 2020 COVID-19 restrictions in the United States, and their associations with frequency of social and sexual connections. Soc Psychiatry Psychiatr Epidemiol. 2021,56(7): 1221-1232.

Savallampi, M.; Maallo, AMS.; Shaikh, S. et al. Social Touch Reduces Pain Perception-An fMRI Study of Cortical Mechanisms. Brain Sci. 2023,13(3):393.

Wang, T.; Zhai, J.; Liu, XL. et al. Massage Therapy for Fatigue Management in Breast Cancer Survivors: A Systematic Review and Descriptive Analysis of Randomized Controlled Trials. Evid Based Complement Alternat Med. 2021:9967574.

2. 感覚センサーに働きかけるマシュマロ・タッチ

Webサイト

消費者庁，独立行政法人国民生活センター．”事故情報データバンクシステム”．
https://www.jikojoho.caa.go.jp/ai-national/ .

総務省行政評価局．“消費者事故対策に関する行政評価・監視－医業類似行為等による事故の対策を中心として－ 結果報告書（PDF）”．総務省．令和2年11月17日．
https://www.soumu.go.jp/main_content/000717043.pdf .

総務省行政評価局．“消費者事故対策に関する行政評価・監視―医業類似行為等による事故の対策を中心として―＜勧告に対する改善措置状況（2回目のフォローアップ）の概要＞”．総務省．令和5年3月27日．
https://www.soumu.go.jp/menu_news/s-news/hyouka_230327000164379.html .

図書

前川知子，見谷貴代．マシュマロ・タッチ®認定テキスト．アイグレー合同会社，2023.

前川知子，見谷貴代．メディカル・タッチ®認定テキスト．アイグレー合同会社，2023.

前川 知子，見谷 貴代 著，岡本 佐智子 編著．看護にいかす触れるケア エビデンスに基づくハンドマッサージとメディカル・タッチ®．中央法規出版，2021.

J. E. Hall．ガイトン生理学 第13版．エルゼビア・ジャパン株式会社，2018.

雑誌論文

Ackerley, R.; Backlund, Wasling, H.; Liljencrantz, J. et al. Human C-Tactile Afferents Are Tuned to the Temperature of a Skin-Stroking Caress. J Neurosci. 2014, 34(8): 2879-2883.

Kirsch, LP.; Krahé, C.; Blom, N. et al. Reading the mind in the touch: Neurophysiological specificity in the communication of emotions by touch. Neuropsychologia. 2018, 116(Pt A):136-149.

Olausson, H.; Lamarre, Y.; Backlund, H. et al. Unmyelinated tactile afferents signal touch and project to insular cortex. Nat Neurosci. 2002,5(9):900-4.

Watkins, RH.; Dione, M.; Ackerley, R. et al. Evidence for sparse C-tactile afferent innervation of glabrous human hand skin. J Neurophysiol. 2021 125;232-237,2021

3. こんなときにマシュマロ・タッチを使ってみよう！

Webサイト

大西秀樹 監修. ”家族は「第二の患者」”. 認定NPO法人キャンサーネットジャパン. https://www.cancernet.jp/seikatsu/mind/family/secondpatient/.

花王株式会社感覚科学研究所. (2019). “手の平で物に触れる行動と唾液中のオキシトシン量との関連性を確認”. 花王株式会社.
https://www.kao.com/jp/newsroom/news/release/2019/20190129-001/ .

Agency for Healthcare Research and Quality. “Noninvasive Nonpharmacological Treatment for Chronic Pain: A Systematic Review Update”. Comparative Effectiveness Review, No. 227. National Library of Medicine. 2020.
https://www.ncbi.nlm.nih.gov/books/NBK556229/.

American Cancer Society. “Caregiver Series: Relaxation”. American cancer society YouTube. 2019. https://www.youtube.com/watch?v=CVMld5aikBw&t=93s.

American Cancer Society. “What to Do for Nausea and Vomiting”. American Cancer Society. 2023.
https://www.cancer.org/content/dam/cancer-org/cancer-control/en/booklets-flyers/getting-help-for-nausea-and-vomiting.pdf.

Boyce, JM.; Pittet, D. “Guideline for Hand Hygiene in Health-Care Settings”. Centers for Disease Control and Prevention. 2002.
https://www.cdc.gov/mmwr/preview/mmwrhtml/rr5116a1.htm .

Cancer Research UK. "Caring for your skin when you have lymphoedema". 2023.
https://www.cancerresearchuk.org/about-cancer/coping/physically/lymphoedema-and-cancer/treating/caring-for-your-skin.

National Health Service. "Emollients". 2023.
https://www.nhs.uk/conditions/emollients/.

National Health Service. "Prevention-Lymphoedema". 2023.
https://www.nhs.uk/conditions/lymphoedema/prevention/.

National Health Service. "Treatment-Restless legs syndrome". 2022.
https://www.nhs.uk/conditions/restless-legs-syndrome/treatment/ .

National Institutes of Health. "Restless Legs Syndrome". 2023.
https://www.ninds.nih.gov/health-information/disorders/restless-legs-syndrome.

The Division of Cancer Control and Population Sciences at the National Cancer Institute. "The Touch, Caring and Cancer Program". National Cancer Institute. 2023.
https://ebccp.cancercontrol.cancer.gov/programDetails.do?programId=2401493.

図書

伊藤正男，井村裕夫，高久史麿 編．医学書院 医学大辞典．医学書院，2009．

J．E．Hall．ガイトン生理学．第13版，エルゼビア・ジャパン株式会社，2018．

フェルディ，シュトロシェンルーサー．リンパドレナージュの基礎知識．株式会社キベプランニング，日本DML技術者会．2008．

雑誌論文

菅原啓太．手浴の効果に関する文献レビュー．日本看護技術学会誌．2020，Vol.19，pp33-42

林里奈，加藤昇平．ロボット・セラピーにおける柔らかい触感の重要性．日本感性工学会論文誌．2019，Vol.18 No.1 pp.23-29

港隆史，石黒浩．"エルフォイド：人のミニマルデザインを持つロボット型通信メディア"．日本ロボット学会誌．2014，Vol. 32 No. 8, pp.704~708

Bandy, WD.; Irion, JM.; Briggler, M. The Effect of Time and Frequency of Static Stretching on Flexibility of the Hamstring Muscles. Phys Ther. 1997, Oct;77(10):1090-6.

Campbell, KL.; Winters-Stone, K.; Wiskemann, J. et al. Exercise Guidelines for Cancer Survivors: Consensus Statement from International Multidisciplinary Roundtable. Med Sci Sports Exerc. 2019, 51(11): 2375-2390.

Cho, HL.; Grady, C.; Tarzian, A. et al. Patient and family descriptions of ethical concerns. Am J Bioeth. 2020, 20(6):52-64.

Flynn, DM. Chronic Musculoskeletal Pain: Nonpharmacologic, Noninvasive Treatments. Am Fam Physician. 2020, 102(8):465-477.

Hilfiker, R.; Meichtry, A.; Eicher, M. et al. Exercise and other non-pharmaceutical interventions for cancer-related fatigue in patients during or after cancer treatment: a systematic review incorporating an indirect-comparisons meta-analysis. Br J Sports Med. 2018, 52(10): 651-658.

MacGregor, L. (Managing Editor); Calne, S. (Head of Wound Care); Day, K. (Editorial Project Manager). Best Practice for the Management of Lymphoedema. Medical Education Partnership (MEP) Ltd, 2006.

Mazloum, SR.; Rajabzadeh, M.; Mohajer, S. et al. Comparing the Effects of Warm Footbath and Foot Reflexology on the Fatigue of Patients Undergoing Radiotherapy: ARandomized Clinical Trial. Integr Cancer Ther. 2023, 22:15347354231172940.

Oechsle, K.; Ullrich, A.; Marx, G. et al. Psychological burden in family caregivers of patients with advanced cancer at initiation of specialist inpatient palliative care. BMC Palliat Care. 2019, 18(1):102.

Project Team for the development of the All-Ireland Lymphoedema Diagnosis, Assessment and Management Guidelines 2022. All-Ireland Lymphoedema Guidelines 2022. Lymphoedema Network Northern Ireland, Health Service Executive, 2022.

Rapaport, MH.; Schettler, P.; Breese, C. A preliminary study of the effects of a single session of Swedish massage on hypothalamic-pituitary-adrenal and immune function in normal individuals. J Altern Complement Med. 2010, 16(10):1079-88.

Saini, A.; Berruti, A.; Ferini-Strambi, L. et al. Restless legs syndrome as a cause of sleep disturbances in cancer patients receiving chemotherapy. J Pain Symptom Manage. 2013, 46(1):56-64.

Tavoian, D.; Craighead, DH. Deep breathing exercise at work: Potential applications and impact. Frontiers in Physiology. 2023, 14, 1040091.

Trick, WE.; Vernon, MO.; Hayes, RA. et al. Impact of ring wearing on hand contamination and comparison of hand hygiene agents in a hospital. Clin Infect Dis. 2003, 36(11):1383-90.

Zimmermann, T. Partnerschaftliche und familiäre Aspekte bei Krebserkrankungen: Partnership and family aspects of cancer. Bundesgesundheitsblatt Gesundheitsforschung Gesundheitsschutz. 2022, Apr;65(4):446-452.

4．Q＆A
マシュマロ・タッチで気をつけること

Webサイト

静岡県立静岡がんセンター．"放射線の副作用による赤みや色素沈着など皮膚症状"．2019．
https://www.scchr.jp/cancerqa/kjyogen_10156.html ．

昭和二十二年法律第二百十七号あん摩マツサージ指圧師、はり師、きゆう師等に関する法律．e-gov 法令検索．2017．
https://elaws.e-gov.go.jp/document?lawid=322AC0000000217_20220617_504AC0000000068 ．

Cancer Research UK. "Massage and cancer." 2022.
https://www.cancerresearchuk.org/about-cancer/treatment/complementary-alternative-therapies/individual-therapies/massage.

図書

前川知子，見谷貴代．マシュマロ・タッチ®認定テキスト．アイグレー合同会社，2023．

前川知子，見谷貴代．メディカル・タッチ®認定テキスト．アイグレー合同会社，2023．

前川知子，見谷貴代 著，岡本佐智子 編著．看護にいかす触れるケア エビデンスに基づくハンドマッサージとメディカル・タッチ®．中央法規出版，2021．

Rose, MK. コンフォート・タッチ高齢者と患者へのケア＆マッサージ．医道の日本社，2011．

※各Webサイトの最終アクセス日は2024/02/10

マシュマロ・タッチをもっと詳しく学びたい方へ

マシュマロ・タッチを学びたい方に、マシュマロ・タッチと『タッチングの5原則』が学べる講座を提供しています。タッチング・トレーニング機器もマシュマロ・タッチの教室でお試しできます。また、医療関係者には臨床で使える「メディカル・タッチ講座」を提供しています。詳しくは、マシュマロ・タッチのホームページをご覧ください。

マシュマロ・
タッチの HP

監修

中山貴寛（なかやま　たかひろ）
大阪国際がんセンター　乳腺・内分泌外科主任部長
日本外科学会専門医・指導医、日本乳癌学会専門医・指導医

1990年に奈良県立医科大学を卒業後、大阪大学医学部第二外科（現 消化器外科）に入局。大阪大学および米国John Wayne Cancer Instituteにて癌の発生・進展に関する研究に従事。その後米国 MD Anderson Cancer Centerで乳癌のチーム医療を学ぶ。大阪大学医学部乳腺内分泌外科の病院講師を経て2012年に大阪府立成人病センター（現 大阪国際がんセンター）乳腺・内分泌外科副部長、2016年に主任部長に就任。2020年4月より乳腺センター長も兼任し、乳癌診療におけるチーム医療の推進、新しい薬剤や治療法の開発を目的とした治験や臨床試験の実施、乳癌治療の個別化に向けた研究などを行っている。

見谷貴代（みたに　たかよ）
看護師（神戸大学医学部保健学科卒業）、AEAJ認定アロマセラピスト
非常勤講師（大阪樟蔭女子大学、神戸薬科大学）

2003年から緩和ケア病棟などの臨床で、のべ5,000人の患者にタッチングを実践。2011年まで臨床アロマセラピーのスクールで主任講師を務める。同年、アイグレー・セラピスト・アカデミーを設立。2017年に前川知子と共にアイグレー合同会社を設立、患者ケアのタッチングを教えるスクールを運営。病院や介護施設、大学、企業などで研修を実施し、触れるケアと"触育（しょくいく）"の普及を行っている。
著書：「看護にいかす触れるケア」（中央法規出版）
論文：「短時間のハンドマッサージによる生理的・心理的効果の検証」（日本看護技術学会誌）

著者

前川知子（まえかわ　ともこ）
鍼灸師、がん患者家族
アイグレー合同会社代表

がんの母を看取った後、患者ケアのタッチング技術マシュマロ・タッチ® とメディカル・タッチ® を開発。2004年から米国海兵隊のストレスケアプログラムの開発チームに参加、「Transition Readiness Program（TRP）」に同プログラムが採択される。2016年Hargrave Physical Therapy and Wellness Clinic 提携鍼灸師に就任。2017年にマシュマロ・タッチ® 普及のためにアイグレー合同会社を見谷貴代と設立。がん患者、患者家族にハンドタッチを提供する社会貢献活動やタッチングやマッサージを客観的に評価する機器を開発、特許も取得している。
著書：「看護にいかす触れるケア」（中央法規出版）
特許：「肩甲骨位置測定器具および肩甲骨位置測定方法」特許第5967497号
　　　：「タッチング評価装置及びタッチング評価方法」特許7333677号
　　　：「SCAPULAE POSITION MEASURING DEVICE AND METHOD」US 10,888,252 B2

マシュマロ・タッチ® は登録商標です。登録商標第5862123号
アイグレー合同会社は許可を得て使用しています。
アイグレー合同会社：https://aegle-llc.com/

マシュマロ・タッチ® のサポートブック

イラストでわかる！
がんのつらさや痛みをやわらげる
家族ができる12の方法

2024年4月17日　初版第1刷発行
監修　：中山 貴寛
　　　：見谷 貴代
著者　：前川 知子
発行者：金井 一弘
発行所：株式会社星湖舎
　　　　〒540-0037
　　　　大阪市中央区内平野町1-3-7-802
　　　　TEL.06-6777-3410
　　　　FAX.06-6809-2403
イラスト：はやしろみ
編集　：山本 尚子
デザイン：星湖舎編集部
印刷　：株式会社国際印刷出版研究所
2024©Tomoko Maekawa　Printed in Japan
ISBN978-4-86372-130-2